BEI GRIN MACHT SICH IHR WISSEN BEZAHLT

AF168091

- Wir veröffentlichen Ihre Hausarbeit,
  Bachelor- und Masterarbeit

- Ihr eigenes eBook und Buch -
  weltweit in allen wichtigen Shops

- Verdienen Sie an jedem Verkauf

Jetzt bei www.GRIN.com hochladen und kostenlos publizieren

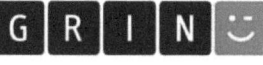

Angebotsstrukturen im Gesundheitssektor. Krankenversicherungssystem in Deutschland

Jasmin Frommhold

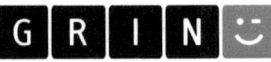

Bibliografische Information der Deutschen Nationalbibliothek:

Die Deutsche Nationalbibliothek verzeichnet diese Publikation in der
Deutschen Nationalbibliografie; detaillierte bibliografische Daten sind
im Internet über http://dnb.d-nb.de abrufbar.

ISBN: 9783346462329
Dieses Buch ist auch als E-Book erhältlich.

© GRIN Publishing GmbH
Nymphenburger Straße 86
80636 München

Druck und Bindung: Books on Demand GmbH, Norderstedt Germany
Gedruckt auf säurefreiem Papier aus verantwortungsvollen Quellen

Das Buch bei GRIN: https://www.grin.com/document/1042239

Hausarbeit

Krankenversicherungssystem in Deutschland

Abgegeben am 17.03.2021 im Prüfungssekretariat
SRH Fernhochschule Riedlingen

Modul: Angebotsstrukturen im Gesundheitssektor
Studiengang: Prävention und Gesundheitspsychologie

von
Jasmin Frommhold

Inhaltsverzeichnis

Abkürzungsverzeichnis

Z.B.	Zum Beispiel
GKV	Gesetzliche Krankenversicherung
PKV	Private Krankenversicherung
VVG	Versicherungsvertragsgesetz
VAG	Versicherungsaufsichtsgesetz
GKV-WSG	Gesetzliche Krankenversicherung – Wettbewerbsstärkungsgesetz
Morbi-RSA	Morbiditätsorientierter Risikostrukturausgleich
G-BA	Gemeinsamer Bundesausschuss

Abbildungsverzeichnis

1 Einleitung

Seitdem 01.01.2009 ist jede Person mit Wohnsitz in Deutschland verpflichtet, sich einer Krankenversicherung anzuschließen (Baas & Werthen, 2017, S. 184). Das Krankenversicherungssystem Deutschlands unterliegt dem Grundsatz des Sozialstaatprinzips und ist ein duales System, welches sich in gesetzliche und private Krankenversicherung unterteilt. (Jacobs, Klauber & Leinert, 2006, S. 11). Daraus ergeben sich viele Fragen.

Wer darf sich wo versichern, welche Unterschiede bestehen zwischen den beiden Krankenversicherungsarten und gibt es eine, wie in der Öffentlichkeit häufig thematisierte Zwei-Klassen Medizin? Wie kann ein tragbares Krankenversicherungssystem in Deutschland auch in Zukunft, unter den Gesichtspunkten des demografischen Wandels, sowie des technischen Fortschritts und den damit verbunden steigenden Kosten, aussehen?

Ziel der Arbeit ist es die Unterschiede und Gemeinsamkeiten der gesetzlichen und privaten Krankenversicherung unter Heranziehung aktueller statistischer Daten und entsprechender Fachliteratur herauszuarbeiten. Dieser Thematik widmet sich das Kapitel 2.

Welche Wahlmöglichkeiten bestehen zwischen privater und gesetzlicher Krankenversicherung und welchen Zusammenhang gibt es in diesem Kontext mit der Familienversicherung? Welche Gestaltungsmöglichkeiten haben die privaten und gesetzlichen Krankenkassen bei der Leistungs- und Ausgabensteuerung? Gibt es eine Einkommensselektion zwischen PKV und GKV Versicherten und welche Anforderungen werden an ein leistungsfähiges Krankenversicherungssystem der Zukunft gestellt? Diesen Fragen geht das Kapitel 3 nach.

In Kapitel 4 werden diese Themen diskutiert und reflektiert und das Kapitel 5 stellt ein Fazit dar und gibt einen Ausblick in die Möglichkeiten der Zukunft des Krankenversicherungssystems Deutschlands.

2 Das duale Krankenversicherungssystem in Deutschland

In Deutschland gibt es ein duales Krankenversicherungssystem bestehend aus gesetzlicher und privater Krankenversicherung. Die gesetzliche Krankenkasse hat den deutlich größeren Anteil der Versicherten und ist die bedeutendste soziale Sicherung im Krankheitsfall in Deutschland (Jacobs et al., 2006, S. 11). Im ersten Quartal 2020 waren 73 Millionen Menschen (ca. 90%) in einer von 105 gesetzlichen Krankenkassen (Statista, 2020) und knapp 9 Millionen (ca. 10 %) der Bevölkerung in einer der privaten Versicherungen versichert (Statista, 2021).

Das nachfolgende Kapitel erläutert beide Versicherungsarten unter den Gesichtspunkten Rechtsform und Organisationsstruktur, Aufgaben und Leistungen und Finanzierungsgrundlage.

2.1 Basis der gesetzlichen Krankenversicherung

Die gesetzliche Krankenkasse ist Teil der Sozialversicherung, die für eine gerechte Sozialordnung im Krankheitsfall gemäß Sozialstaatsprinzip in Deutschland sorgen soll (Hergeht, 2015, S. 388).

Gesetzesgrundlage der gesetzlichen Krankenversicherung ist das Sozialrecht, festgeschrieben im SGB V, welches den Staat zur Daseinsvorsorge verpflichtet und die Versorgung im Krankheitsfall einschließt. Dabei hat der Staat mit seinem Instrument der gesetzlichen Krankenkasse Gestaltungsfreiheit, ist aber verpflichtet notwendige Rahmenbedingungen für eine ausreichende soziale Sicherung und Versorgung im Krankheitsfall zu schaffen (Simon, 2017, S. 60).

Das Sozialstaatsprinzip ist demnach ein dynamisches Prinzip, dass dafür sorgen soll, seinen Bürgern ein Existenzminimum zu gewährleisten (Hergeht, 2015, S. 389).

2.1.1 Rechtsform und Organisationsstruktur

Gesetzliche Krankenkassen sind rechtsfähige Körperschaften des öffentlichen Rechts mit Selbstverwaltung. Sie sind ein Instrument des Staates, auch mittelbare Staatsverwaltungen genannt und Ihre Hauptaufgabe besteht darin den Vollzug der Gesetzgebung auszuführen. Dabei ist es Ihnen ausdrücklich untersagt Gewinne zu erzielen (Möller, 2019, S. 134).

Die Besonderheit der gesetzlichen Krankenkassen als mittelbare Staatsverwaltung liegt im Rechtverhältnis zwischen Kasse und Versicherten. Entscheidungen der Gesetzlichen Krankenkasse sind Verwaltungsakte, gegen die Widerspruch eingelegt werden kann, umso die Bürger vor staatlicher Willkür zu schützen (Simon, 2017, S. 101).

Die Selbstverwaltung der gesetzlichen Krankenkassen erfolgt durch Ihre Organe. Der wichtigste Bestandteil der Selbstverwaltung sind die Sozialwahlen, in denen alle 6 Jahre, durch die Mitglieder oder sogenannte Friedenswahlen, ein Verwaltungsrat gewählt wird. Der Verwaltungsrat ist für die Regelung der Finanzierung der Kasse, die Satzung- und Satzungsleistungen, sowie für die Wahl und Überwachung des Vorstandes zuständig (Baas & Werthen, 2017, S. 182).

Im Jahr 2020 gab es 105 gesetzliche Krankenkassen die sich durch Zusammenschluss im Vergleich zum Jahr 1991, in der es 1209 gesetzliche Krankenkasse gab, deutlich minimiert haben (Statista, 2020).

Die gesetzlichen Krankenkassen werden im SGB V in sechs Kassenarten eingeteilt: Orts-(AOK), Betriebs-(BKK), Innungskrankenkassen (IKK), Landwirtschaftliche Krankenkasse (LKK), Knappschaft-Bahn-See (KBS) sowie Ersatzkassen (Meckel, 2010, S. 25).

Diese Krankenkassen sind Verbänden ihrer Kassenart zugeordnet. Dem Landesverband des entsprechenden Bundeslandes sind Orts- Betriebs- und Innungskrankenkassen zugeordnet. Diese Landesverbände bilden im Zusammenschluss den Bundesverband. Bei den Ersatzkassen und den übrigen Kassenarten gibt es keine Zugehörigkeit zu Landesverbänden, dafür übernehmen diese Aufgaben die Bundesverbände (Hergeht, 2015, S. 388).

Der GKV- Spitzenverband ist die Vertretung aller Krankenkassen in der Selbstverwaltung und schließt Vereinbarungen mit den Bundesverbänden der Leistungserbringer (Simon, 2017, S. 106–107).

Gesetzliche Krankenkassen unterliegen staatlichen Aufsichtsbehörden, die für die Genehmigung bei Gründung oder Vereinigung von Krankenkassen zuständig sind, aber auch über Schließung oder Auflösung einer Krankenkasse entscheiden. Alle fünf Jahre ist die jeweils zuständige Aufsichtsbehörde dazu angehalten Rechnungs-Geschäfts und Betriebsführung auf ihre Wirtschaftlichkeit und Gesetzmäßigkeit zu überprüfen (Simon, 2017, S. 102).

Das Bundesministerium für Gesundheit wacht über der Kassenärztlichen Bundesvereinigung, dem GKV-Spitzenverband, sowie den gemeinsamen Ausschüsse, und prüft, ob sie sich entsprechend den festgeschriebenen Gesetzen verhalten (Busse, Schreyögg & Tiemann, 2010, S. 21).

2.1.2   Aufgaben und Leistungen

Die Rechtsgrundlage für Funktionen und Pflichten der GKV legt das SGB V fest, welches in Kapitel I die Grundsätze dafür regelt (Busse et al., 2010, S. 21).

Die Hauptaufgabe einer gesetzlichen Krankenversicherung besteht darin, dem Versicherten Schutz im Falle einer Krankheit zu gewährleisten. Dies kann in zweierlei Form geschehen. Einerseits in Form der Bezahlung einer medizinischen Versorgungsleistung und andererseits als Ersatzzahlung des Ausfalls, der entsteht, wenn der Versicherte auf Grund krankheitsbedingten Arbeitsausfalls kein Arbeitseinkommen erhält. Da, die Leistungen der GKV nur erfolgt, wenn der Versicherungsfall eintritt, gehört die GKV zur Gruppe der Risikoversicherungen (Fichte, 2010, S. 14).

Eine weitere wichtige Aufgabe der GKV ist ein wirtschaftlicher Mitteleinsatz der Versichertengelder zu garantieren. Dies soll durch eine effektive Kosten- und Leistungssteuerung, niedrigen Verwaltungskosten, hoher Produktivität und einer soliden Finanzplanung erreicht werden (Baas & Werthen, 2017, S. 198).

Der Leistungsumfang der GKV umfasst Maßnahmen zur Gesundheitserhaltung seiner Versicherten durch Prävention, Wiederherstellung der Gesundheit durch Behandlung oder Verbesserung der Gesundheit durch Rehabilitation. Förderung der gesundheitlichen Eigenkompetenz und Eigenverantwortung der Versicherten sind auch Teil des Leistungsumfangs. Alle Maßnahmen entbinden den Versicherten nicht, selbst für seine Gesundheit zu sorgen (Möller, 2019, S. 133).

Das Leistungsrecht ist die rechtliche Grundlage für die Leistungsansprüche der Versicherten. Das Leistungserbringungsrecht regelt die Vorgaben zwischen Leistungserbringern und Krankenkasse (Hensen & Hensen, 2008, S. 48–49).

Das Wirtschaftlichkeitsgebot und das Sach- und Dienstleistungsprinzip sind basisbildende Grundsätze dieses Rechts. Im Wirtschaftlichkeitsgebot ist geregelt, dass laut §12 Abs.1 SGB V erforderliche Leistungen ausreichend, zweckmäßig und wirtschaftlich sein müssen und das Maß des Notwendigen nicht überschreiten dürfen. Eine bedarfsgerechte und gleichmäßige, dem allgemein anerkannten Stand der medizinischen Erkenntnisse entsprechende Versorgung der Versicherten durch die Krankenkassen, sowie die Leistungserbringer ist laut Sozialrecht (§ 70 Abs. 1 SGB V) zu gewährleisten (Baas & Werthen, 2017, S. 184). Es gilt zudem das Bedarfsdeckungsprinzip, welches besagt, dass der Versicherte einen gesetzlichen Anspruch auf alle medizinischen notwendigen Leistungen hat (Simon, 2017, S. 112).

Die Leistungserbringung erfolgt nach dem Sach- und Dienstleistungsprinzip, welches besagt, dass die Leistung nicht von der Krankenkasse selbst durch eigenes Personal erbracht werden darf, sondern Dritte damit beauftragt werden, sogenannte Leistungserbringer bestehend aus Ärzten, Zahnärzten, Krankenhäusern, Apothekern und Heil- und Hilfsmittellieferanten, die im Bedarfsfall die medizinisch notwendigen Leistungen ausführen und die Vergütung dafür direkt von der Krankenkasse erhalten. Zwischen den Leistungserbringern und den Krankenkassen werden Verträge geschlossen, die unter anderem den Leistungskatalog, sowie die Höhe der Vergütung enthalten.

Der Versicherte als Leistungsempfänger ist hingegen verpflichtet die Krankenkassenkarte beim jeweiligen Leistungserbringer für die Abrechnung vorzulegen (Eichenhofer, 2017, S. 204).

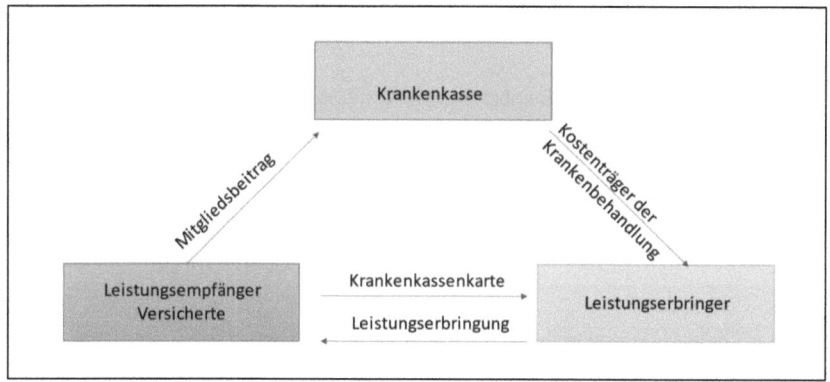

Abbildung 1: Das Sach- und Dienstleistungsprinzip

(Quelle: Eigene Darstellung)

2.1.3   Finanzierungsgrundlage

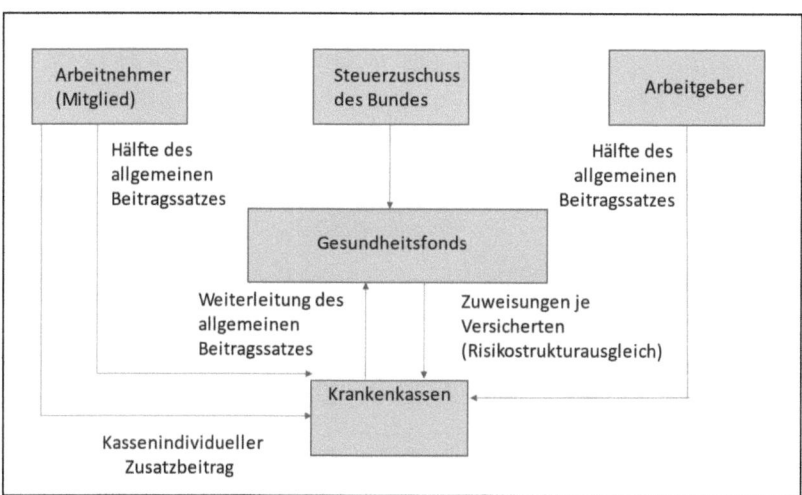

Abbildung 2: Das Finanzierungssystem der gesetzlichen Krankenversicherung

(Quelle: Eigene Darstellung in Anlehnung an (Simon, 2017, S. 120)

Die Finanzierungsgrundlage der Gesetzlichen Krankenkassen ergibt sich aus den Beiträgen der Mitglieder und einen Bundeszuschuss aus Steuergeldern für versicherungsfremde Leistungen. Die Beiträge werden als Prozentsatz von beitragspflichtigen Einnahmen erhoben, momentan liegt der Prozentsatz bei

14,6 % und wird je zur Hälfte von Arbeitgeber und Arbeitnehmer getragen (Baas & Werthen, 2017, S. 186).

Ein einkommensabhängiger Zusatzbeitrag wird erhoben, wenn die Zuweisungen, die die Krankenkassen aus dem Gesundheitsfond erhalten, nicht zur Finanzierung der Ausgaben der Krankenkasse reichen. Dieser Zusatzbeitrag wird seit dem 1. Januar 2019 zu gleichen Teilen von Arbeitgeber und Arbeitnehmer getragen (Bundesgesundheitsministerium, 2021).

Bei der Beitragserhebung gibt es eine Beitragsbemessungsgrenze, die besagt, dass nur bis zu einem Maximalwert des Einkommens der gesetzlich Versicherten Beiträge erhoben werden können, alles darüber hinaus ist beitragsfrei. Die Beitragsbemessungsgrenze liegt ab dem 01.01.2021 bei 58.050 € jährlich (monatlich 4.837,50 €) (Bundesregierung, 2021).

Die gesetzliche Krankenkasse unterliegt dem Solidarprinzip, welches das elementarste Prinzip für die soziale Sicherung im Krankheitsfall darstellt und Einfluss auf die Finanzierung der Krankenkasse hat. Beiträge werden gemäß der Höhe der Leistungsfähigkeit bezahlt, die Leistungserbringung erfolgt im Gegensatz dazu gemessen an der Bedürftigkeit (Baas & Werthen, 2017, S. 183).

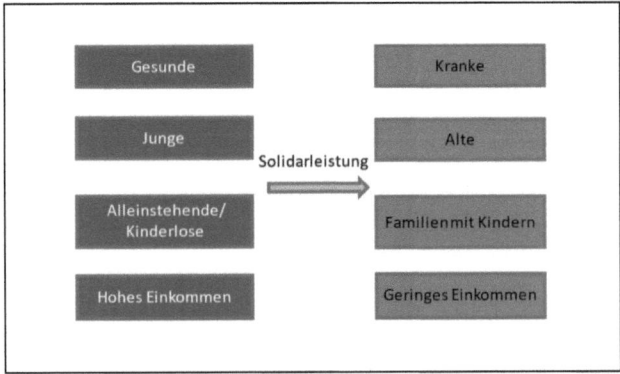

Abbildung 3: Das Solidarprinzip in der gesetzlichen Krankenversicherung
(Eigene Darstellung in Anlehnung an Burkhardt Wolfram, das Solidarprinzip, Bundeszentrale für politische Bildung)

2.2   Basis der privaten Krankenversicherung

Im Jahr 2020 waren knapp 9 Millionen Bürger/innen in einer der 50 privaten Krankenkassen in Form einer Vollversicherung versichert (PKV; PKV, 2021, S. 10).
Nachfolgend wird die private Krankenkasse unter den Aspekten Rechtsform und Organisationsstruktur, Aufgaben und Leistungen und Finanzierung näher erläutert.

2.2.1   Rechtsform und Organisationsstruktur

Private Krankenversicherungen sind privatrechtliche Wirtschaftsunternehmen, die er-
werbswirtschaftliche Ziele verfolgen und durch zwei Rechtsformen betrieben werden.
Der Großteil, 33 von 50 privaten Krankenkassen, die dem PKV Verband angehören
sind Aktiengesellschaften. Die restlichen 17 werden als Versicherungsverein auf Gegenseitigkeit geführt (PKV, S. 10).

Eine Aktiengesellschaft wird im Auftrag der Anteilseigner geleitet und schüttet Ge-
winne an die Aktionäre aus.
Der Versicherungsverein auf Gegenseitigkeit hat eine Mitgliedervertreterversamm-
lung, die einen Aufsichtsrat wählt, der wiederum den Vorstand bestellt und dessen
Geschäft überwacht. Die Überschüsse fließen entweder in Rücklagen oder werden als
Prämiensenkungen an die Mitglieder weitergegeben.
Beide Formen unterliegen der Rechtsgrundlage für private Versicherungen, das Ver-
sicherungsaufsichtsgesetz (VAG) und das Versicherungsvertragsgesetz (VVG) und in
Teilbereichen das SGB V (Simon, 2017, S. 127).
PKV werden staatlich reguliert, aber weit weniger und nicht so detailliert und umfang-
reich wie die GKV. Private Krankenversicherungen stehen, wie alle anderen privaten
Versicherungen, unter staatlicher Aufsicht. Zuständige Aufsichtsbehörde ist die
Rechts- und Finanzaufsicht des Bundesaufsichtsamtes für das Versicherungswesen
(BAV).
Das Versicherungsverhältnis der PKV kommt durch einen privatrechtliche Versiche-
rungsvertrag zustande, der der Vertragsfreiheit unterliegt (Hergeht, 2015, S. 389–390).

2.2.2 Aufgaben und Leistungen

Die private Krankenversicherung bietet zwei Arten der Versicherungen an, die Vollversicherung, die eine Hauptversicherungsart darstellt und eine Zusatzversicherung, deren Versicherer der Hauptversicherungsart der gesetzlichen Krankenkasse zugeordnet sind und deren Zusatzleistungen der PKV einzelne Leistungsbereiche abdeckt, z.b. hochwertigeres Material bei der Zahnbehandlung oder ein Einzelzimmer bei einem Krankenhausaufenthalt (PKV, 2021, S. 12–14).

Der Leistungsumfang wird individuell zwischen Versicherten und privater Krankenversicherung in einem zivilrechtlichen Behandlungsvertrag vereinbart. Da für den Versicherten Abschluss -und Gestaltungsfreiheit im Rahmen der Vorschriften für Versicherungszweige gilt (§§1-48 VVG, 192-208 VVG), ist ihm großer Gestaltungsspielraum bezüglich Leistungsumfang, Prämie Behandlungsformen und Selbstbeteiligung geboten (Eichenhofer, 2017, S. 194).

Der Leistungsumfang des Versicherungsvertrages kann unter bestimmten Bedingungen angepasst werden. Anders als bei der gesetzlichen Krankenkasse erfolgt die Leistung der PKV als Geldleistung nach dem Kostenerstattungsprinzip. Der Versicherte begleicht die Rechnung, direkt beim Leistungserbringer und lässt sich anschließend die Kosten von seiner privaten Krankenversicherung erstatten. Es gibt keinen Versorgungsvertrag zwischen Leistungserbringern und privater Krankenkassen. Die Höhe der jeweiligen Kostenerstattung ist abhängig von dem individuell geschlossenen Versicherungsvertrag. Die Erstellung der Rechnung vom Leistungserbringer basiert auf der jeweils geltenden Gebührenordnung (Simon, 2017, S. 138).

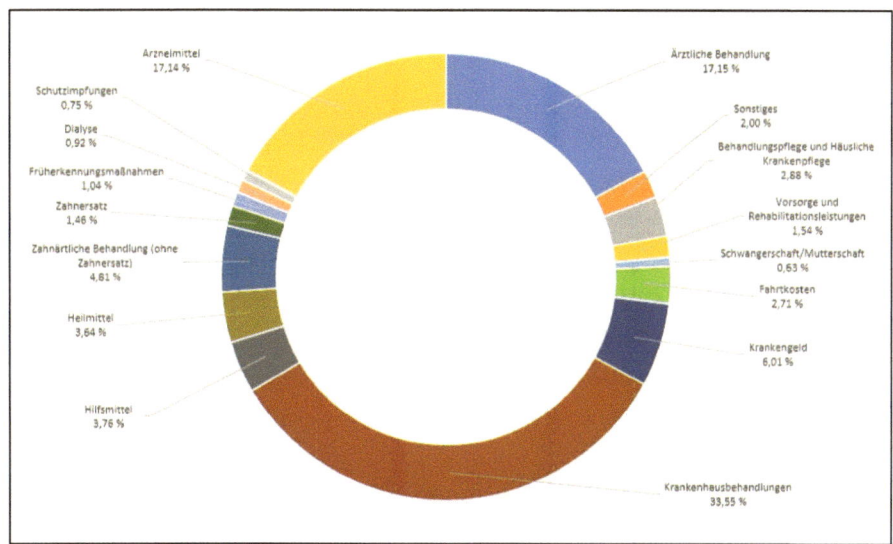

Abbildung 4: Ausgaben für einzelne Leistungsbereiche der GKV 2019 in %
(Eigene Darstellung in Anlehnung an GKV Spitzenverband, Amtliche Statistik K)

2.2.3 Finanzierungsgrundlage

Die größten Einnahmen, 67,88 % im Jahr 2019, erzielte die private Krankenversicherung mit der Krankenvollversicherung. 14,58% hingegen betrug der Anteil der Bei-
tragseinnahmen der Zusatzversicherungen

Der Beitrag für die Versicherten wird nach dem Äquivalenzprinzip berechnet, das heißt
die Berechnung erfolgt gemäß dem Risiko, welches der Versicherte mitbringt und rich-
tet sich nachfolgenden Kriterien:

- -Gesundheitszustand,
- -Lebensalter bei Eintritt
- -Umfang der versicherten Leistung (Anteil des Selbstbehaltes)
- -Geschlecht (bei Verträgen, die vor dem 21.12.2012 abgeschlossen wurden)

Verträge die nach dem 21.12.2012 abgeschlossen wurden und werden, dürfen nach
einer Entscheidung des europäischen Gerichtshofes nur noch sogenannte Unisexta-
rife enthalten (Simon, 2017, S. 140).

Damit garantiert wird, dass die Beiträge auf Grund von höheren Krankheitskosten im steigenden Lebensalter nicht mit steigen, werden sogenannte Altersrückstellungen gebildet (PKV, 2021, S. 59).

Im Rahmen des GKV-WSG ist die private Krankenversicherung seit 2009 verpflichtet einen Basistarif anzubieten, der dem Umfang der GKV angepasst ist. Dieser Tarif unterliegt dem Kontrahierungszwang und verpflichtet die PKV dazu mit Nichtversicherten, die der PKV zugeordnet werden, einen Versicherungsvertrag abzuschließen (Baas & Werthen, 2017, S. 185). Bei der Wahl des Basistarifs entfällt die Risikoprüfung und der Risikozuschlag, mit dem Hintergrund auch Menschen zu versichern deren Einkommen knapp über der Beitragsbemessungsgrenze liegen (Prof. Dr. Herbert Wassmann, 2009, S. 42).

3 Vergleich der gesetzlichen und der privaten Krankenversicherung

Im direkten Vergleich der beiden Krankenkassenarten gibt es deutliche Unterschiede, die nachfolgend näher erläutert werden.

3.1 Grundsätzliche Gemeinsamkeiten und Unterschiede

Ein grundsätzlicher Unterschied der Krankenkassenarten ist die Organisationsform. Die Gesetzlichen Krankenkassen sind Körperschaften des öffentlichen Rechts in Selbstverwaltung mit gesetzlichem Versorgungsauftrag nach SGB V (Baas & Werthen, 2017, S. 182).

Private Krankenkassen sind Individualversicherungen, betrieben durch private Versicherungsunternehmen, entweder als Aktiengesellschaft mit dem Anspruch der privatwirtschaftlichen Ziele oder als Versicherungsverein auf Gegenseitigkeit, ähnlich der GKV. Im Gegensatz zur GKV, in der alle rechtlichen Grundlagen im SGB gebündelt wurden, finden sich die Grundlagen der PKV in vielen Einzelgesetzen wieder, dabei sind die wichtigsten Gesetze für die PKV das VVG und das VAG (Busse et al., 2010, S. 22).

Es herrscht Wahlfreiheit unter allen geöffneten gesetzlichen Krankenkassen. Die Aufnahme in eine gewählte Kasse erfolgt durch Beitrittserklärung und unterliegt der gesetzlichen Aufnahmepflicht (Kontrahierungszwang).

Bei der PKV ist die Aufnahme in die Vollversicherung nur für Personen, die nicht der gesetzlichen Versicherungspflicht unterliegen, möglich. Vor Aufnahme erfolgen eine Gesundheitsprüfung und eine Risikoeinschätzung. Es besteht keine Aufnahmepflicht in die PKV. Ausnahmen bestehen beim Basistarif und der Kindernachversicherung (Busse et al., 2010, S. 28).

Dem Thema Wahlmöglichkeiten innerhalb der Versicherungsarten widmet sich das Kapitel 3.2 ausführlicher.

Die Versicherten der GKV haben einen gesetzlichen Anspruch auf alle medizinischen Leistungen auf Grundlage des Solidarprinzips, die als Sachleistungen erfolgen (Baas & Werthen, 2017, S. 183–184).

Die Leistungspflicht der PKV besteht nur für die im Vertrag vereinbarten Leistungen, und erfolgt nach dem Kostenerstattungsprinzip. Ausschlüsse von Leistungen sind hierbei möglich (Busse et al., 2010, S. 27).

Die Finanzierung der GKV erfolgt über einkommensabhängige allgemeine Beitragssätze, pauschaler einkommensunabhängiger Zusatzbeiträge und Zuzahlungen, sowie Steuerzuschüsse des Bundes (Baas & Werthen, 2017, S. 186).

Die GKV ermöglicht eine beitragsfreie Mitversicherung von Ehegatten und Kindern, wohingegen in der PKV jede Person der Familie einen individuellen Versicherungsvertrag abschließen muss (Meckel, 2010, S. 28).Das Thema Familienversicherung wird in Kapitel 3.3 näher erläutert.

Die PKV finanziert sich über individuell unterschiedliche Prämien, je nach Wahltarif und persönlichem Versicherungsrisiko, Selbstbehalte und Kapitalerträgen aus Alterungsrückstellungen und folgt dem Äquivalenzprinzip (Simon, 2017, S. 153).

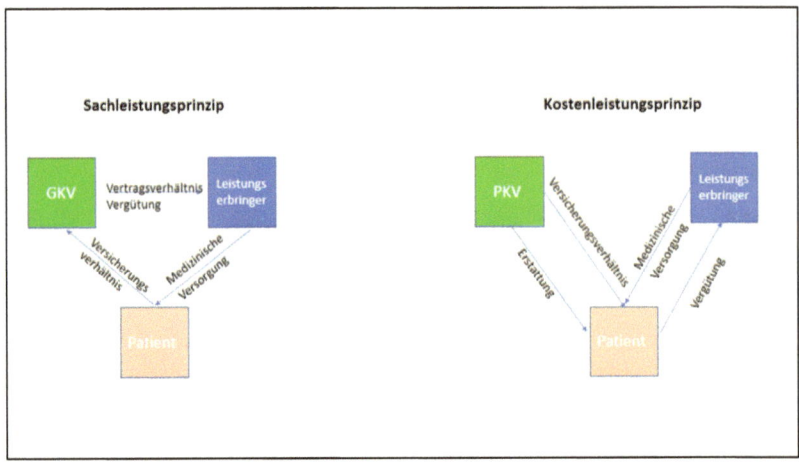

Abbildung 5: Sachleistungsprinzip und Kostenerstattungsprinzip

(Quelle: Eigene Darstellung in Anlehnung an (Wasem, Matusiewicz, Neumann & Noweski, 2013, S. 177)

Auch im Ziel unterscheiden sich die PKV und die GKV. Die PKV hat das Ziel der Gewinnmaximierung, der Erhöhung der Rentabilität und der Liquidität, wohingegen sich die GKV das Versichertenwachstum als Ziel gesetzt hat, um ihre Existenz zu sichern und den Erhalt der Arbeitsplätze ihrer Mitarbeiter zu gewährleisten, sowie die gesellschaftliche Aufgabe der Gesundheitsversorgung zu erfüllen (Baas & Werthen, 2017, S. 190). Die zwei erkennbaren Gemeinsamkeiten, so scheint es, ist der Wettbewerb um Versicherte, um am Markt zu bestehen und die Absicherung der Versicherten im Krankheitsfall.

3.2   Wahlmöglichkeiten im Krankenversicherungsmarkt

In Deutschland besteht seit dem 01.01.2009 eine Versicherungspflicht. Im SGB V ist geregelt welcher Personenkreis welcher Versicherungsart zugeteilt wird. Der § 5 des SGB V legt fest wer zu dem Personenkreis der Pflichtversicherten der Gesetzlichen Versicherung gehört und in § 6 des SGB V wer der privaten Krankenversicherung zugerechnet wird (Hindenlang, 2013, S. 42–43). Zu den privaten Versicherten gehören überwiegend Beamte, Selbstständige oder Angestellte mit einem regelmäßigen Bruttoeinkommen oberhalb der Versicherungspflichtgrenze, die jedes Jahr von der

Bundesregierung, auf Basis des vorherigen Jahres, festgelegt wird (Jacobs et al., 2006, S. 31–32)

Beamte haben dabei einen Sonderstatus, weil sie über ein eigenständiges Kranken-fürsorgesystem abgesichert sind, innerhalb dessen sie Beihilfe für die Kosten der Krankenbehandlung von ihrem Dienstherren erhalten. Sie haben die Wahl zwischen GKV und PKV, müssen aber bei einer Entscheidung für die GKV die gesamten Kosten der Krankenbehandlung selbst tragen (Simon, 2017, S. 111).

Dreiviertel der Wohnbevölkerung Deutschlands hat keine Wahlmöglichkeit zwischen PKV und GKV, da sie laut Gesetz der Gesetzlichen Krankenversicherung zugeordnet werden oder als Familienmitglied von Pflichtversicherten mit versichert sind (Jacobs et al., 2006, S. 14).

Eine Wahlmöglichkeit zwischen der gesetzlichen und der privaten Versicherung be-steht nur unter bestimmten Voraussetzungen. Personen, die auf Grund ihrer berufli-chen Tätigkeit nicht in den versicherungspflichtigen Kreis der gesetzlichen Kranken-versicherungen fallen, dürfen zwischen den Kassen wechseln. Der Wechsel von frei-willig gesetzlich Versicherten aus der GKV in die PKV ist nur möglich, wenn das Brut-toeinkommen des Vorjahres oberhalb der Pflichtversicherungsgrenze liegt. Wer eine freiberufliche Tätigkeit ausübt, kann unabhängig von der Einkommenshöhe zwischen der GKV und der PKV wählen, weil die Versicherungspflicht in der gesetzlichen Kran-kenkasse mit Eintritt der Freiberuflichkeit erlischt (Hindenlang, 2013, S. 42–43).

Es besteht eine Wahlfreiheit innerhalb der geöffneten Kassen für die GKV Versicher-ten. Die Gesetzlichen Kassen unterliegen einer Aufnahmepflicht (Kontrahierungs-zwang), ausgenommen sind die nicht für die Allgemeinheit geöffneten Kassen, wie beispielsweise Betriebskrankenkassen, die nur für einen bestimmten Betrieb zustän-dig sind oder Landwirtschaftliche Krankenkassen, die speziell für Beschäftigte in der Landwirtschaft gegründet wurden. Eine Beitrittserklärung des GKV Versicherten reicht aus, um in die von ihm gewählte gesetzliche Krankenkasse aufgenommen zu werden (Simon, 2017, S. 110).

Ein Wechsel zwischen den Krankenversicherungsformen ist in der Regel nur in eine Richtung, von der GKV in die PKV, möglich. Nur unter bestimmten Voraussetzungen ist ein Wechsel von der PKV in die GKV möglich, nämlich dann, wenn wieder ein Tat-bestand für die Begründung einer Versicherungspflicht vorliegt, bestimmte

Vorversicherungsbedingungen erfüllt sind und der Versicherte das 55. Lebensjahr noch nicht vollendet hat (Jacobs et al., 2006, S. 17).

3.3 Familienversicherung im Kontext der Wahlmöglichkeiten

Besteht für einen Versicherten eine Wahlmöglichkeit zwischen GKV und PKV nach den in Kapitel 3.2 genannten Kriterien, so kann die Familienversicherung ein ausschlaggebendes Argument bei der Entscheidung für die gesetzlichen Krankenkasse sein. In der Familienversicherung der GKV sind Ehegatten und Kinder beitragsfrei mitversichert, sofern diese nicht selbstständig sind oder ein eigenes Einkommen beziehen, welche die gesetzlich festgelegte Höhe überschreitet (Simon, 2017, S. 111). Nach §10 Abs.2 SGBV werden Kinder bis zum 18. Lebensjahr beitragsfrei in der GKV mitversichert. Die Möglichkeit besteht darüber hinaus bis zum 23. Lebensjahr weiterhin beitragsfrei mitversichert zu sein, sofern sie nicht erwerbstätig sind; bis zum 25. Lebensjahr, wenn sich das Kind in einer Schul- oder Berufsausbildung, einem sozialen oder ökologischem Jahr oder im Bundesfreiwilligendienst befindet und ohne Altersgrenze bei Kindern, die als behinderte Menschen außerstande sind, sich selbst zu versorgen (Jacobs et al., 2006, S. 49–50).

Die Familienversicherung wird durch einen großen Teil des jährlichen Bundeszuschusses finanziert, den die PKV nicht erhält. Die PKV bietet keine Familienversicherung im Leistungskatalog an, stattdessen wird gemäß ihres individuellen und risikogerechten Finanzierungssystem für jedes Familienmitglied ein eigener Beitrag fällig (Jacobs et al., 2006, S. 77) .

3.4 Gestaltungsmöglichkeiten der Leistungs- und Ausgabensteuerung

Der Leistungskatalog der gesetzlichen Krankenkassen ist gesetzlich festgelegt und für die Krankenkassen verbindlich. Grundlage dafür ist das SGV V (Busse et al., 2010, S. 25). Ca. 90 % der Leistungen in der GKV sind vorgegeben und

lediglich über Satzungsleistungen in einem relativ überschaubaren Bereich, ca. 10%, können sich die gesetzlichen Krankenkassen unterscheiden und somit Kunden anwerben (Baas & Werthen, 2017, S. 193).

Ein fairer Wettbewerb erschwert sich bereits dadurch, dass sich dreiviertel der Wohnbevölkerung Deutschlands in der GKV pflichtversichern muss und es daher kaum notwendig ist, große Anstrengungen zu vollbringen, um Mitglieder zu halten. Nur eine kleine Gruppe der freiwillig Versicherten gilt es durch attraktive Angebote zum Bleiben zu bewegen und an sich zu binden. Um die wenigen Mitglieder, die freiwillig die GKV gewählt haben, zu halten, werden ähnliche Instrumente, wie bei der PKV eingesetzt (Jacobs et al., 2006, S. 14–18).

Unterschiedliche Reformen im deutschen Gesundheitswesen haben in den letzten Jahren zu Veränderungen in den gesetzlichen Krankenkassen geführt.

Verstärkte Management-Ansätze sollten nach der Einführung des Gesundheitsstrukturgesetztes (GSG) und des Kassenwettbewerbs im Jahr 1996 mit Wahlfreiheit und der damit verbundenen Abwanderung von Versicherten, dabei helfen Versicherte zurückzugewinnen (Baas & Werthen, 2017, S. 179).

Seit der Einführung einheitlicher Beitragssätze vom 01.01.2009, erhöht sich das Augenmerk auf den Kundenservice und das Leistungsprektrums der jeweiligen gesetzlichen Krankenkasse, um als Wettbewerbsstrumente zu dienen.

Seit dem 01.01.2019 beteiligen sich Arbeitgeber/innen und Rentenversicherungsträger zur Hälfte an den kassenindividuellen Zusatzbeiträgen der Arbeitnehmer/innen beziehungsweise Rentner/innen, was den Eintritt in die GKV attraktiver macht, allerdings variieren die Zusatzbeiträge von Krankenkasse zu Krankenkasse und sind somit ein mögliches Entscheidungskriterum für die Wahl der Krankenkasse. (Bundesgesundheitsministerium Deutschland, 2021).

In 02/2020 wurde ein Gesetz mit dem Namen „Fairer- Kassenwettbewerb-Gesetz (GKV-FKG)" erlassen, welches eine Weiterentwicklung des Risikostrukturausgleiches beinhaltet, mit dem Ziel der Stärkung fairer Wettbewerbsbedingungen (Bäcker, 2021, S. 5).

Der faire Systemwettbewerb soll unter anderem dafür sorgen, dass die Umverteilung zwischen hohen und niedrigen Einkommen gerechter wird. Das Ziel verfolgt auch das Modell der Kopfpauschale (Thomas Drabinski, Doris Pfeiffer, Stefan Greß & Mathias Kifmann, 2021, S. 16).

Die GKV versucht durch Verbesserungen, die sich nach dem Bedarf der Versicherten richten, diese zu halten. Wettbewerbsinstrumente sind Selektivverträge,

Wahlleistungen, Bonusprogramme, unterschiedliche Satzungsleistungen, attraktive Beitragssätze, gute Versorgungsleistung und guter Service mit hoher Kundenzufriedenheit und einer starken Marke (Baas & Werthen, 2017, S. 191).

Die Anpassungen an moderne Techniken, z.B. das Angebot von Gesundheitsapps und E-Health optimieren das Zusammenspiel von Leistung, Beratung und Service (Baas & Werthen, 2017, S. 181). Die Familienversicherung ist auch ein mögliches Wahlkriterium für den Versicherten, der zwischen den beiden Kassen wählen darf (Simon, 2017, S. 111).

Zusammenfassend kann zu der Leistungs- und Ausgabensteuerung der gesetzlichen Krankenkasse gesagt werden, dass sie an die engen vorgegebenen Regeln des SGB V gebunden ist, was nicht viel Spielraum für Wettbewerb lässt. Durch die ständige Erweiterung und Anpassung der Gesetzgebung in den letzten Jahrzehnten, aktuell mit dem Erlass des Gesetzes „Fairer Kassenwettbewerb Gesetz" aus 02/2020, haben sich die Möglichkeiten des Wettbewerbes der gesetzlichen Krankenkasse aber kontinuierlich ausgeweitet.

Die Leistungs- und Ausgabensteuerung der PKV ist deutlich individueller als die der GKV. Zumal die individuelle Vertragsschließung auf Grundlage des privatrechtlichen Vertragsrechtes deutlich vereinfacht ist. Durch das Äquivalenzprinzip werden mögliche Risiken in den Ausgaben minimiert. Den Leistungsumfang können die Versicherten selbst wählen. Durch die fehlende Mitnahme der Altersrückstellungen ist eine Konkurrenz innerhalb der PKV sehr gering, denn der Versicherte muss bereit sein, seine angesammelten Beträge zurückzulassen (PKV, S. 59).

3.5   Einkommensselektion der Versicherten

Je höher, dass Einkommen, desto wahrscheinlicher fällt die Wahl auf eine privat e Krankenversicherung. Durch die Gesetzgebung der Pflichtversicherung wird mit Hilfe von Kriterien, wie die des Berufsstatus als Arbeitnehmer mit einer Einkommenshöhe bis zu einer jährlich angepassten Einkommensgrenze, schon eine Vorauswahl der Versicherungsnehmer in der GKV getroffen. Somit kommt automatische eine Einkommensselektion zustande. Dreiviertel der deutschen Bevölkerung sind demnach verpflichtet sich in der GKV zu versichern, daher ist es nur einer kleinen Gruppe möglich eine individuelle Wahl zwischen PKV und GVK zu treffen. Ausnahmen bilden

Selbstständige und Freiberufler. Obwohl auch hier zu erkennen ist, dass je niedriger das Einkommen, desto wahrscheinlicher, dass eine gesetzliche Versicherung gewählt wird und im Umkehrschluss, je höher das Einkommen, desto wahrscheinlicher wird eine Versicherung der PKV (Jacobs et al., 2006, S. 31–32).

Vor allem junge, gesunde und gutverdienende Menschen ohne Familienangehörige mit einem Wahlrecht profitieren von den niedrigen Beiträgen der PKV. Aber für ein Großteil des Restes der Wahlrechtbefugten gibt es unüberwindliche Hürden bezüglich der freien Wahl der Krankenkassenart. Aus ökonomischen Gründen ist zu erwarten, dass sich Beamte einkommensunabhängig für eine private Versicherung entscheiden, weil der Arbeitgeber ein Beihilfenzuschuss bezahlt und dieser entfällt, sobald sie sich in einer GKV versichern. Auch für nachfolgende Personenkreise mit Wahlrecht wäre es ökonomisch nicht sinnvoll sich in der PKV zu versichern. Für Ältere auf Grund von erhöhten Beiträgen durch Altersrückstellungen; Kinderreichen, weil jedes Kind einzeln versichert werden müsste und Kranke, weil Sie vermutlich einen Risikozuschlag zahlen müssten (Jacobs et al., 2006, S. 15–16; Thomas Drabinski et al., 2021, S. 12).

3.6 Zukünftiges Krankenversicherungssystem

Der demografische Wandel, mit dem Ungleichgewicht der Beitragszahler und Leistungsempfänger; die statistisch belegte Zunahme von Volkskrankheiten und der Fortschritt der medizinischen Versorgung und mit allem verbunden die Kostensteigerung, lässt die Frage nach einem für die Zukunft tragbaren Krankenversicherungssystem aufkommen.

Einschnitte auf der Leistungsseite stehen einer Vergrößerung nach Finanzierungsmöglichkeiten gegenüber. Auf den finanziellen Aspekt zielt der Vorschlag einer Bürgerversicherung ab (*Finanzierung und Organisation des Sozialstaates*, 2019, S. 133–134).

Ein Kernelement einer Bürgerversicherung ist die perspektivische Zusammenführung von PKV und GKV als Einheitsversicherung. Die Konsequenz wäre die Beendigung des Systemwettbewerbs zwischen GKV und PKV, sowie die Risikoselektion zu Lasten der GKV. Perspektivisch könnten die Bund und Steuerzahler entlastet werden. Finanzielle Anreize für bevorzugte Behandlung von Privatversicherten, als auch Niederlassungen in Regionen mit hohem Anteil von Privatversicherten fallen weg (Thomas Drabinski et al., 2021, S. 13). Eine schrittweise Anhebung der

Beitragsbemessungsgrenze auf das Niveau der gesetzlichen Rentenversicherung wäre das zweite Kernelement der Bürgerversicherung. Weitere Einkommensarten als Grundlage zur Beitragsberechnung heranzuziehen wäre ein notwendiger Schritt, um die GKV Finanzierung langfristig zu sichern (Thomas Drabinski et al., 2021, S. 13).

Für eine Bürgerversicherung spricht, der Abbau der sogenannten Zwei-Klassen-Medizin, die Verwirklichung des Solidaritäts- und Gerechtigkeitsgedanken durch Erhöhung der Verteilungsgerechtigkeit auf horizontaler, wie auch auf vertikaler Ebene, die Förderung von Wettbewerb und Wahlfreiheit, da der Wettbewerb momentan auf Grund der Versicherungspflichtgrenze nur einen sehr begrenzten Personenkreis betrifft und Beamte aus ökonomischer Sicht keine Wahlfreiheit haben, da sie Ihren GKV Beitrag alleine bezahlen müssten. Zudem

sprechen Mehreinnahmen durch die Anhebung oder Abschaffung der Beitragsbemessungsgrenze dafür, sowie Beitragssenkungen und Beitragsstabilisierung (Wissenschaftliche Dienste des Deutschen Bundestags, 2018, S. 5–8).

Gegen eine Bürgerversicherung sprechen verfassungsrechtliche Bedenken in Bezug auf Gesetzgebungskompetenz, der Grundrechte der privaten Versicherungsunternehmen (Existenzbedrohung der PKV), Grundrechte der Versicherten unter Einbeziehung der Beamten. Gegner der Bürgerversicherung sehen eine Gefährdung der Versorgungsstandards, durch fehlende Innovationskraft des Gesundheitssystems und eine Verschlechterung der medizinischen Infrastruktur, weil in der ambulanten ärztlichen Versorgung erhebliche Mittel aus der PKV fehlen würden. Zudem besteht eine Gefährdung der Arbeitsplätze bei einer Auflösung der PKV (Wissenschaftliche Dienste des Deutschen Bundestags, 2018, S. 4–14).

Eine andere Möglichkeit zum Erhalt des dualen Systems geht aus der Digitalisierung des Gesundheitssystems hervor. Durch den Aufbau und Ausbau eines Gesundheitsmanagementsystems, dass die Akteure des Gesundheitswesens vernetzt, könnte eine effektivere und schnellere Behandlung des Patienten erfolgen und somit zu Kosteneinsparungen kommen.

Dem Versicherer mehr Verantwortung für seine Gesundheit zu übertragen und ihm Dateneinsicht über eine Plattform seiner Krankenversicherung zu gewährleisten, könnte auch eine Möglichkeit sein und dazu führen, dass Doppelbehandlungen vermieden würden. Zudem könnte die Digitalisierung auch dafür genutzt werden, den

Präventionsbereich des Versicherten zu erweitern, um schwerwiegende und kostspielige Krankheiten zu vermeiden.

So könnte der Versicherte mit einer App sein Verhalten in Bezug auf Ernährung, Schlaf, Bewegung und Entspannung erfassen, woraufhin die App anhand dieser Daten einen sogenannten Gesundheitsindex errechnet, der dem Versicherten aufzeigt, in welchem Zustand sich sein Körper befindet. Dazu gibt die App dann passende Empfehlungen, um die Gesundheit des Versicherten zu erhalten (Carl & Gondlach, 2018a).

Um das Problem der Zwei-Klassen Medizin in den Griff zu bekommen, könnte eine dritte Dimension eingeführt werden, wobei nicht derjenige, mit dem größten Kapital, die beste medizinische Versorgung erhält, sondern der, der bereit ist seine Daten zu teilen. Dies könnte auch eine Erweiterung der Solidargemeinschaft darstellen. Das Teilen der Daten der Versicherten kann durch Auswertung und Forschung dabei helfen, bessere und effektivere Behandlungsmethoden zu entwickeln, die somit auch wiederrum zu Einsparungen führen können (Carl & Gondlach, 2018a).

Eine weitere Herausforderung des Gesundheitssystems ist die Versorgungslücke durch Landflucht. Hier könnte Telemedizin als Ergänzung zur ländlichen Medizin dienen (Carl & Gondlach, 2018a).

Eine mögliche Lösung ist auch eine Stärkung der Versorgung in wirtschaftlich schwachen und unterversorgten ländlichen Regionen durch regionale Zuschläge, die die Ärzte, welche vor Ort praktizieren, erhalten (Thomas Drabinski et al., 2021, S. 17).

Krankenkassen unterliegen neuen Herausforderungen, wobei die Versorgungsgestaltung zu einer der wichtigsten Aufgaben geworden ist. Die Digitalisierung in Deutschland schreitet schneller voran als die rechtlichen Rahmenbedingungen. Digital Health und Big Data sind längst da. Apps, Fitnesstracker und telemedizinische Anwendungen sind bereits im Alltag vieler Versicherte angekommen. Ziel für die Krankenkassen sollte es dabei sein, alle notwendigen Daten des Versicherten zusammenzuführen, um eine effektivere, schnellere und dadurch auch kostensparende Behandlung zu ermöglichen. Die Digitalisierung wird auch großen Einfluss auf den Versorgungsalltag haben, z.B. durch Pflegeroboter, das pflegende Haus mit Sturzsensor und kontinuierlicher Übertragung von Laborwerten der Bewohner.

Wichtig für die Krankenkassen ist es sich jetzt bereits digitale Gesundheit und Big Data zu positionieren, um im Wettbewerb nicht zu verschwinden. Ein wichtiger Punkt für die Versicherten ist hierbei der Datenschutz

Zusammenfassend sind für die Krankenkassen wichtige Themen der Zukunft neben der Gewährleistung der Versorgung und der Finanzierbarkeit des Gesundheitssystems, die Digitalisierung und der damit einhergehende Datenschutz. Die wichtigste Aufgabe der Krankenkassen wird es bei Bestehenbleiben des jetzigen Systems sein, die Interessenvertretung in Form von Berater-Tätigkeiten, Lotsen und Anwälten in einem unübersichtlichen Gesundheitsmarkt für ihre Versicherten zu sein (Baas & Werthen, 2017, S. 199–205).

4 Diskussion und Reflektion

Das duale Krankenversicherungssystem mit ihren Krankenversicherungsarten unterscheidet sich in der Leistungserbringung, ihrer Rechtsform und Struktur und der Finanzierung, so dass sich daraus für den einzelnen Versicherten und für das Gesundheitssystem jeweils Vor- und Nachteile ergeben.

Die gesetzliche Krankenkasse mit ihrer bedarfsbezogenen und einkommensunabhängigen Leistungserbringung trägt, gemäß dem Solidarprinzip, einen entscheidenden Beitrag zum gesellschaftlichen Zusammenhalt bei.

Die private Krankenversicherung hingegen verfolgt privatwirtschaftliche Ziele, unter anderem Gewinnmaximierung und handelt nach dem Äquivalenzprinzip, in der es mit Hilfe einer Gesundheitsprüfung und anschließender Risikoeinschätzung zu einer Risikoselektion kommt. Mangelnde Wahl und Wechselmöglichkeiten führen zu Einkommensselektion, welches zur Folge hat, dass einkommensstarke Bürger, auf Grund der Zuordnung zu einer privaten Krankenversicherung, nicht am Solidarsystem der Sozialversicherung teilnehmen und der GKV dadurch entscheidende Beiträge fehlen. Zudem leiden die Qualität und Innovationskraft, sowie die Wirtschaftlichkeit unter dem fehlenden Wettbewerb. Ein Gesetz namens „Fairer Wettbewerb", welches am 13.02.2020 erlassen wurde, soll der jetzigen Entwicklung entgegentreten (Bäcker, 2021, S. 5).

Die Ungleichheit der Krankenkassen, könnte auch nach einer möglichen Freigabe der Mitnahme der Altersrückstellungen von der einen zu den anderen privaten Krankenkassen und dem Angebot des Basistarifs ohne Risikozuschläge, nicht ausgeglichen werden.

Das duale Krankenversicherungssystem in ihrer jetzigen Form zu belassen, würde die bereits bestehenden Probleme und Mängel nur noch verstärken. Probleme und Mängel sind die Risikoselektion aus der Sicht der Verteilungsgerechtigkeit und die unterschiedlichen Vergütungssysteme, die dazu führen, dass die privaten Versicherten für die Leistungserbringer attraktiver sind, welches zu den Ungerechtigkeiten in der Leistungserbringung und Behandlungsabfolge führt.

Zahlreiche Änderungen in der Gesetzeslage und regelmäßigen Reformen im Gesundheitssystem reichen nicht aus, um die Herausforderungen des demografischen Wandels und des technischen Fortschritts und den damit verbunden Kosten zu decken. Ein Überdenken des gesamten Gesundheitssystems und die Suche nach möglichen Alternativen darf nicht nur theoretisch erfolgen, sondern handeln ist gefragt. Der demografische Wandel mit einer überalternden Gesellschaft und dem damit verbundenen Ungleichgewicht zwischen Beitragszahlern und Leistungsempfängern ist nicht mehr wegzudiskutieren.

Dazu kommt die Digitalisierung des Gesundheitssystems und die damit einhergehenden veränderten Bedürfnisse der Versicherer in Bezug auf die jeweiligen Krankenkassen. Vom Verwalter zum Dienstleister und Lotsen durch den Gesundheitsdschungel, dass ist der Wunsch der Kunden laut einer Trendstudie, die sich mit der Entwicklung und den Herausforderungen, der zukünftigen Krankenkassen auseinandergesetzt hat (Carl & Gondlach, 2018b, S. 27–28).

Nicht nur durch den demografischen Wandel, sondern auch durch den rasanten technischen Fortschritt, steigen die Kosten für die Krankenkassen, ob diese Kosten durch Präventivmaßnahmen und Gesundheitsoptimierung aufgefangen werden können ist nicht abzusehen.

Mögliche Lösungsansätze sind die schrittweise Abschaffung der privaten Krankenkassen und die Zusammenführung beider Krankenversicherungsraten zu einer sogenannten Bürgerversicherung. Damit würde der Ansatz für eine gerechte Krankenversorgung aller Bürger verfolgt. Damit wäre allerdings die Frage nach einer langfristigen, effektiven und effizienten Finanzierung des Krankenversicherungssystems noch nicht beantwortet.

Eine Beibehaltung des jetzigen dualen Systems mit einer größeren Transparenz und Vernetzung der Akteure des Gesundheitswesens und einem größeren Fokus auf die Prävention der Versicherten mit dem Ziel der Kostensenkung, wäre eine andere

Möglichkeit, zu mindestens auf Kostenebene. Einer gerechten Versorgung könnte die dritte Dimension der Datenteilung des Versicherten dienen, somit die beste Leistungsversorgung nicht vom Einkommen abhängig, sondern von der Bereitschaft seine Daten zu teilen.

5 Fazit und Ausblick

Zusammenfassend kann festgestellt werden, dass das duale Krankensystem mit GKV und PKV, wie es momentan in Deutschland vorherrschend ist, unter den gegebenen Umständen des demographischen Wandels, des rasant wachsameren technischen Fortschritts, einer Steigerung der Volkskrankheiten und den damit verbundenen steigenden Kosten nicht mehr tragbar ist. Der Fokus bei der Wandlung des Krankensystems sollte auf einem qualitativ hochwertigen und gerechten Gesundheitssystem, bei gleichzeitiger Finanzierbarkeit liegen. Diese Kriterien befinden sich im Widerspruch. Ein fairer Wettbewerb trägt dazu bei Innovationen im Gesundheitssystem zu gewährleisten und eine serviceorientierte Ausrichtung der Krankenkassen zu sichern. Um den Wettbewerb fairer zu gestalten ist am 13. Februar 2020 ein Gesetz mit dem Namen „Gesetzes für einen fairen Kassenwettbewerb in der gesetzlichen Krankenversicherung ein Gesetz" erlassen worden.

Der technische Fortschritt mit Big Data und E-Health ist keine Zukunft mehr, sondern bereits Realität. Dies führt zu einem Wandel im Verhältnis von Krankenkasse zu Versicherer. Wer im Wettbewerb bestehen möchte, muss sich den gegebenen Veränderungen anpassen und seine Angebots- und Serviceleistungen auf die Bedürfnisse des Kunden/Patienten ausrichten, anstatt umgekehrt. Lt. Prognosen wird der Fokus der Versicherten auf Prävention und Gesundheitsoptimierung liegen. Gesundheits-Apps, Tracker und E-Health Angebote, wie bestimmte Gesundheitskurse sind bereits jetzt schon beliebt und die Zahlen steigend. Die Aufgabe des Versicherers wird vom Verwalter zum Losten im Angebotsdschungel des Gesundheitsmarktes sein. Durchläuft einen Krankenkasse diesen Veränderungsprozess erfolgreich, stehen die Chancen gut, am Markt weiterhin zu bestehen.

Die Digitalisierung des Gesundheitsmarktes kann sich positiv auf die Kostenstruktur des Krankenversicherungssystem auswirken, indem den Kunden mehr Kontrolle und Verantwortung übertragen wird und dieser die Möglichkeit erhält mehr Prävention mit

Hilfe seiner Krankenkasse zu betreiben und somit mögliche kostspielige Krankheiten zu verhindern. Auf der anderen Seite steht der technische Fortschritt und der Wunsch nach Gesundheitsoptimierung, der mit höheren Kosten verbunden sein könnte. Ob sich die Kosteneinsparungen auf der einen Seite und die höheren Kosten auf der anderen Seite ausgleichen werden, wird die Zukunft zeigen.

Allerdings können immer wieder unkalkulierbare Kosten, auf Grund von außergewöhnlichen Umständen auftreten, wie es Covid 19 gerade zeigt und alle Planungen und umstrukturierenden Maßnahmen außer Kraft setzen.

Die Aufgabe der Gesundheitspolitik wird auch in Zukunft darin bestehen, einerseits die Finanzierung des Gesundheitssystems zu sichern und andererseits eine qualitativ hochwertige und gerechte medizinische Versorgung für alle Bürger, unter Berücksichtigung des demografischen Wandels und des technischen Fortschritts, zu gewährleisten.

Veränderung ist das was sicher bleibt und daran muss sich das Gesundheitssystems mit entsprechenden Maßnahmen stetig anpassen.

6 Literaturverzeichnis

Baas, J. & Werthen, B. (2017). Ziel und aktuelle Aufgaben der gesetzlichen Kranken-versicherung: Was treibt Krankenkassen an? In C. Thielscher (Hrsg.), *Medizinöko-nomie 2. Unternehmerische Praxis und Methodik* (FOM-Edition, 2. Auflage, S. 177–208). Wiesbaden, Germany: Springer Gabler.

Bäcker, G., Gerhard Bäcker (Mitarbeiter) (Universität Duisburg Essen, Hrsg.). (2021). *Chronologie Krankenversicherung,* Institut Arbeit und Qualifikation. Zugriff am 18.02.2021. Verfügbar unter: http://www.sozialpolitik-aktuell.de/files/sozialpolitik-aktuell/_Politikfelder/Sozialstaat/Chronik_Dauerbaustelle/Chronologie%20Kran-kenversicherung.pdf

Bundesgesundheitsministerium. (2021, 26. Januar). *Finanzierungsgrundlagen der gesetzlichen Krankenversicherung.* Zugriff am 26.01.2021. Verfügbar unter: https://www.bundesgesundheitsministerium.de/finanzierung-gkv.html

Bundesgesundheitsministerium Deutschland. (2021, 18. Februar). *Beiträge und Ta-rife.* Online-Ratgeber Krankenversicherung. Zugriff am 18.02.2021. Verfügbar un-ter: https://www.bundesgesundheitsministerium.de/beitraege-und-tarife.html

Bundesregierung. (2021, 27. Januar). *Neue Beitragsbemessungsgrenzen ab 2021.* Zugriff am 27.01.2021. Verfügbar unter: https://www.bundesregierung.de/breg-de/aktuelles/beitragsbemessungsgrenzen-2021-1796480

Busse, R., Schreyögg, J. & Tiemann, O. (2010). *Management im Gesundheitswesen* (2. Aufl.). Berlin: Springer.

Carl, M. & Gondlach, K. (2018a). *Die Zukunft der Krankenversicherung. Wie Kran-kenkassen und Versicherer die Kundenbedürfnisse und prädikative Gesundheits-förderung erfüllen.* Zugriff am 26.02.2021. Verfügbar unter: https://zukunft.busi-ness/fileadmin/content/downloads/pdf/Trendstudien/2018-01_Trendstudie_Kran-kenversicherung.pdf

Carl, M. & Gondlach, K. (2bAHEAD, Hrsg.). (2018b). *Die Zukunft der Krankenversi-cherungen. Wie Krankenkassen und Versicherer die Kundenbedürfnisse an indivi-duelle und prädiktive Gesundheitsförderung erfüllen.* Zugriff am 23.02.2021. Ver-fügbar unter: https://www.zukunft.business/foresight/trendstudien/trendstu-die/download-studie-kv/

Eichenhofer, E. (2017). *Sozialrecht* (Mohr Lehrbuch, 10., neubearbeitete Auflage). Tübingen: Mohr Siebeck.

Fichte, D. (2010). Versicherungsfremde Leistungen in der gesetzlichen Krankenversicherung. *Karl-Bräuer-Institut des Bundes der Steuerzahler*, (106).

Finanzierung und Organisation des Sozialstaates. (2019) (1. Auflage 2019). Wiesbaden: Springer Fachmedien Wiesbaden.

Hensen, G. & Hensen, P. (2008). *Gesundheitswesen und Sozialstaat Gesundheitsförderung zwischen Anspruch und Wirklichkeit.* Wiesbaden: VS Verlag für Sozialwissenschaften / GWV Fachverlage GmbH, Wiesbaden.

Hergeht, A. (2015). Struktur des deutschen Gesundheitswesens. *Zeitschrift für Herz-Thorax-und Gefäßchirugie*, (6), 388.

Hindenlang, M. (2013). Privat oder gesetzlich versichert: Welche Unterschiede gibt es? *der junge zahnarzt, 4*(4), 42–43. https://doi.org/10.1007/s13279-013-5040-y

Jacobs, K., Klauber, J. & Leinert, J. (Hrsg.). (2006). *Fairer Wettbewerb oder Risikoselektion? Analysen zur gesetzlichen und privaten Krankenversicherung* (1. Aufl.). Bonn: Wiss. Inst. der AOK.

Meckel, A.-K. (2010). *Strategisches Management bei gesetzlichen Krankenkassen* (Gabler research). Wiesbaden: Gabler Verlag / Springer Fachmedien Wiesbaden GmbH, Wiesbaden.

Möller, R. (2019). Zweige der Sozialversicherung. In *Finanzierung und Organisation des Sozialstaates* (1. Auflage 2019, S. 133–255). Wiesbaden: Springer Fachmedien Wiesbaden. https://doi.org/10.1007/978-3-658-20329-0_4

PKV. *2020-12_PKV-Zahlenbericht_2019.* Zugriff am 27.01.2021. Verfügbar unter: https://www.pkv.de/fileadmin/user_upload/PKV/c_Verband/PDF/2020-12_PKV-Zahlenbericht_2019.pdf

PKV. (2021, 27. Januar). *PKV: PKV-Jahresbericht 2019/20 ist online.* Zugriff am 27.01.2021. Verfügbar unter: https://www.pkv.de/verband/presse/meldungen-2020/pkv-jahresbericht-2019/20-ist-online/

Prof. Dr. Herbert Wassmann. (2009). *Aufgaben und Akteure im Gesundheitswesen* (10.). Riedlingen: SRH Fernhochschule.

Simon, M. (2017). *Das Gesundheitssystem in Deutschland. Eine Einführung in Struktur und Funktionsweise* (6., vollständig aktualisierte und überarbeitete Auflage). Bern: Hogrefe.

Statista. (2020, 13. November). *Zahl der gesetzlichen Krankenkassen in Deutschland bis 2020 | Statista.* Zugriff am 13.11.2020. Verfügbar unter: https://de.statista.com/statistik/daten/studie/74834/umfrage/anzahl-gesetzliche-krankenkassen-seit-1970/

Statista. (2021, 20. Januar). *GKV und PKV - Mitglieder- und Versichertenzahl im Vergleich bis 2020 | Statista.* Zugriff am 20.01.2021. Verfügbar unter: https://de.statista.com/statistik/daten/studie/155823/umfrage/gkv-pkv-mitglieder-und-versichertenzahl-im-vergleich/

Thomas Drabinski, Doris Pfeiffer, Stefan Greß & Mathias Kifmann. (2021, 23. Februar). *Diskussion um die Krankenversicherung: Wie könnte ein effizientes und solidarisches Gesundheitssystem funktionieren? | Veröffentlichung | ifo Institut.* Zugriff am 23.02.2021. Verfügbar unter: https://www.ifo.de/publikationen/2018/aufsatz-zeitschrift/diskussion-um-die-krankenversicherung-wie-koennte-ein

Wasem, J., Matusiewicz, D., Neumann, A. & Noweski, M. (Hrsg.). (2013). *Medizinmanagement. Grundlagen und Praxis des Managements in Gesundheitssystem und Versorgung* (2. Auflage). Berlin: Medizinisch Wissenschaftliche Verlagsgesellschaft.

Wissenschaftliche Dienste des Deutschen Bundestags. (2018). *Argumente für und gegen eine Bürgerversicherung. Ausarbeitung WD 9 - 30000 - 058/17.* Zugriff am 17.03.2021. Verfügbar unter: https://www.bundestag.de/resource/blob/543314/9718c94%0Beab41a8406e645cd6d5457caf/WD-9-058-17-pdf-data.pdf

BEI GRIN MACHT SICH IHR WISSEN BEZAHLT

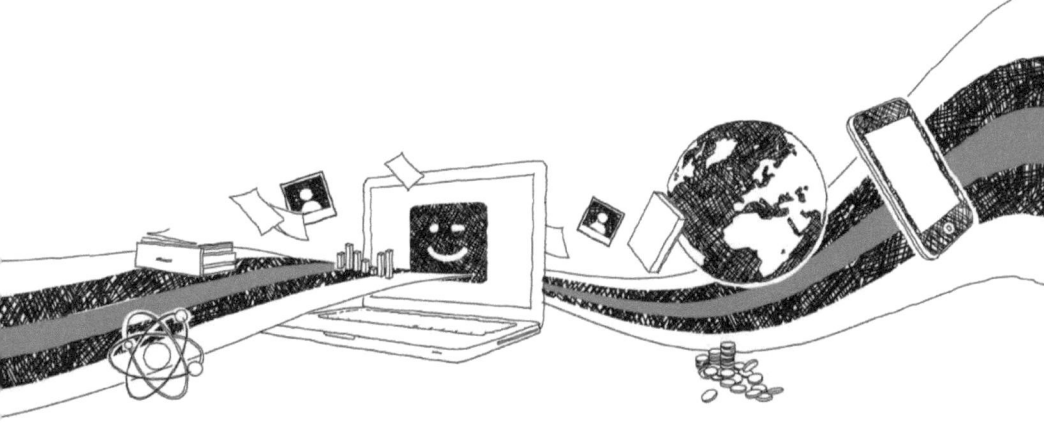

- Wir veröffentlichen Ihre Hausarbeit,
  Bachelor- und Masterarbeit

- Ihr eigenes eBook und Buch -
  weltweit in allen wichtigen Shops

- Verdienen Sie an jedem Verkauf

Jetzt bei www.GRIN.com hochladen
und kostenlos publizieren

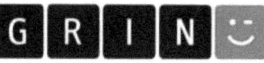